DES

INDICATIONS THÉRAPEUTIQUES

FOURNIES

PAR LE RHYTHME DES PHÉNOMÈNES MORBIDES.

DES

INDICATIONS THÉRAPEUTIQUES

FOURNIES

PAR LE RHYTHME DES PHÉNOMÈNES MORBIDES.

Parmi les phénomènes qui dépendent en quelque sorte de l'individualité dans les maladies, il m'a paru qu'il n'en était aucun, sauf les circonstances étiologiques, d'une importance plus grande que ceux qui ont trait aux variétés de rhythme dans les phénomènes morbides. Si l'on remarque d'un autre côté qu'il y a dans la *matière médicale pure* une série de médicaments qui se caractérisent d'une matière très-remarquable par une aggravation ou une diminution de leurs effets pathogénétiques dans des circonstances déterminées , on comprendra tout de suite l'importance de l'indication dont je me propose ici de parler.

Est-il nécessaire, pour éclaircir la question, de citer des exemples, de rappeler au praticien ces bronchites dans lesquelles la toux, l'oppression, se manifestent presque exclusivement la nuit, par exemple, ou le matin au réveil ou, au contraire le soir, ou bien sont excitées tantôt par le mouvement, tantôt par le repos, ou bien augmentées après avoir mangé, tandis que chez d'autres sujets, elles se calment sous les mêmes

influences que je viens d'énumérer? Parlerai-je de ces rhumatismes, de ces névralgies, de ces diarrhées, dont les symptômes se montrent dans les diverses circonstances énumérées,
comme aussi sous l'influence d'émotions morales, de change-
ments de température, de la chaleur ou du froid, du contact
ou de la pression, qui d'autres fois les soulagent?

D'autre part, parmi les médicaments expérimentés par l'é-
cole hahnemannienne et le plus généralement employés dans les
maladies aiguës, il en est quelques-uns dont les effets pathogénétiques sont en nombre fort considérable et offrent une certaine analogie qui s'explique en ce que ces substances jouis-
sent d'une action puissante sur les mêmes systèmes d'organes:
mais, par contre, la pathogénésie de ces médicaments offre les
plus notables différences quand on considère sous quelles influences leurs symptômes s'aggravent ou diminuent. Je veux
parler des médicaments suivants : *rhus toxicodendron, pulsatilla, mercurius, bryonia, nux vomica.* — Chacun de ces
médicaments détermine des effets très-marqués sur les bronches,
sur le tissu fibro-séreux des articulations et sur les cordons
nerveux : tous sont indiqués dans la bronchite, dans les accidents spasmodiques qui la compliquent et même dans l'asthme,
dans les rhumatismes aigus, dans les névralgies. Mais, à la
première lecture de la pathogénésie de ces substances, on y
retrouve l'image de bronchites, d'affections rhumatismales aiguës, de névralgies, qui diffèrent entre elles de la manière la
plus tranchée, et, parmi les notables différences qui les sépa-
rent, on reconnaît bientôt qu'il faut placer au premier rang
les circonstances d'aggravation et de diminution de leurs effets
dans telle ou telle condition.

Je vais en quelques lignes présenter un court résumé com-
paratif qui fera saisir ces différences.

Les symptômes du *sumac vénéneux* augmentent le soir et la
nuit, surtout dans le repos absolu, tandis qu'ils diminuent en

se levant du lit et en marchant ; d'autre part, ils sont singulièrement aggravés par le froid extérieur, tandis que les frictions
et les applications chaudes en atténuent les effets. Ajoutons que
si le mouvement modéré soulage, les mouvements brusques
ou les efforts déterminent une notable aggravation.

Pour la *pulsatille*, c'est dès l'après-midi et le soir, et surtout dans la position couchée que les effets se montrent ; le
mouvement les atténue, quoique d'une manière moins mani-
feste et moins constante que pour le sumac ; mais, contrairement à ce qui se montre dans l'action de ce dernier remède,
la chaleur locale les aggrave et l'application locale du froid les
soulage.

Le *mercure* offre aussi l'aggravation *nocturne* et dans le lit ;
mais cette aggravation commence avec la nuit proprement dite
et finit avec elle ; la chaleur du lit l'augmente, mais l'application du froid ne soulage pas ; de plus, le mouvement rend la
souffrance plus vive.

La *bryone* a pour caractères tranchés l'aggravation par la
mouvement, par le grand air, après les repas et vers minuit.

La *noix vomique* présente de grandes analogies avec la
bryone, car ses symptômes s'aggravent aussi par le mouvement, après les repas et au grand air ; mais c'est surtout vers
deux heures après minuit et le matin au réveil que ses effets
se montrent dans tout leur développement. Ils sont aussi plus
marqués au commencement du mouvement dont la continuation les atténue.

Ceci posé, je vais présenter un certain nombre d'observations dans lesquelles le choix du médicament qui a guéri la
maladie a été fait surtout d'après l'indication dont j'ai tâché de
faire apprécier toute l'importance. Je n'ai pas besoin d'ajouter
que je n'ai pas, contrairement à la vraie méthode thérapeutique, sacrifié à cette seule indication toutes les autres ; elle m'a
servi au contraire à fixer la médication qui correspondait le

mieux à la grande, la véritable indication résultant de *l'ensemble des symptômes morbides*.

La première observation ne m'appartient pas; mais je ne puis résister au désir de la publier, parce que d'abord elle prouve ma thèse, et que, de plus, elle a arrêté sur mes lèvres le sourire qu'y excitait le seul mot d'homœopathie; elle m'a fait comprendre que sous ce mot se cachait une méthode thérapeutique sérieuse, elle m'a enfin déterminé à étudier l'œuvre de Hahnemann.

1re OBSERVATION.

Bronchite aigue chez un enfant tuberculeux. — Le jeune A..., garçon de sept ans, tousse depuis plusieurs années, et a été déclaré tuberculeux par les nombreux médecins qui ont été appelés à lui donner des soins. Atteint d'une suette miliaire quelques jours avant que je fusse appelé auprès de lui, je le trouvai en proie à une toux d'une violence extrême, accompagnée de quintes convulsives, d'oppression considérable et du râle muqueux perceptible à distance. Continue tout le jour, la toux redoublait vers le soir, et ne lui permettait pas de goûter un instant de repos. Le malade était presque assis dans son lit, articulant des plaintes continuelles ; sa soif était vive, l'appétit nul ; le pouls variait de 100 le matin à 120 environ le soir. La percussion donnait un son obscur au sommet des deux côtés de la poitrine ; à l'auscultation, râle sous-crépitant abondant dans toute la poitrine, mêlé, à la partie supérieure, de souffle et de craquements humides. J'ajoute que chez cet enfant il y avait un commencement d'incurvation latérale du rachis, et que le cou était notablement enfoncé entre les épaules. En vain j'administrai pendant plus de dix jours diverses préparations opiacées et belladonées, de l'eau de laurier-cerise et de la jusquiame ; lassé, craignant que cet enfant ne fût saturé de médicaments, je lui prescrivis uniquement un loch simple, abandonnant à la nature le soin de déterminer une crise favorable, si elle était encore possible. Cependant les accidents ne diminuaient en aucune façon, et le malade paraissait devoir succomber à la continuité des douleurs, de l'insomnie et à la consomption.

En cet état, le malade fut remis aux soins de M. le docteur Bordet. Dès la nuit qui suivit l'emploi du premier médicament (je sus depuis que

c'était le *rhus toxicodendron*, 5ᵉ dil.), le pauvre malade dormit *huit heures
de suite;* les jours suivants la toux diminua progressivement : c'est alors
que la mère vint me faire part du bonheur qu'elle éprouvait, me prier de
visiter son fils avec mon confrère, qui en avait manifesté le désir, et de
bien constater les progrès vers la guérison. Ma surprise fut extrême : l'enfant était couché horizontalement, n'ayant plus qu'une toux facile et
très-grasse, respirant avec calme et sans faire entendre le râlement habi-
tuel. L'appétit était revenu avec le sommeil ; la fièvre avait disparu.
L'auscultation laissa entendre plus distincts les craquements mêlés de
souffle, au sommet du poumon gauche surtout, mais elle ne me fit plus
apercevoir dans les deux tiers inférieurs que de rares bulles de râle sous-
crépitant. On n'avait pas administré d'autres médicaments que le *rhus toxic*.

Je n'ai jamais perdu de vue cet enfant, qui vit toujours ; M. le docteur
Bordet a combattu avec un certain succès l'affection primitive ; mais presque chaque hiver des accidents aigus reparaissent ; il est remarquable
qu'ils se montrent toujours avec la même physionomie, mais qu'aussi
ils cèdent avec la même facilité au remède qui les a enrayés la première
fois.

Dans les quelques années de ma pratique, j'ai eu l'occasion
souvent renouvelée de vérifier l'action du *rhus toxicod.* en ju-
gulant, pour ainsi dire, avec ce médicament des bronchites
dans lesquelles la toux acquérait, vers le soir, et surtout dès
que le malade était couché, un caractère *spasmodique* porté
quelquefois au point de provoquer le vomissement des aliments
pris au dîner. Je n'ai malheureusement pas recueilli les observations de ces maladies, qui offraient un caractère aigu. Toutefois je puis donner l'une des dernières que j'ai rencontrées.

2ᵉ OBSERVATION.

Mademoiselle G..., âgée de dix ans, tousse depuis quelques jours ; mais
voici trois nuits de suite que cette toux a acquis une intensité et des caractères qui inquiètent vivement sa mère. Vers huit heures du soir ce sont
des quintes fatigantes ; mais dès qu'elle est couchée, ces quintes deviennent
incessantes, au point de priver l'enfant de sommeil jusque vers minuit. A
cette heure-là elle s'endort, mais pour s'éveiller vers quatre ou cinq heures

du matin , et recommence à tousser jusqu'à ce qu'elle soit levée. — Le facies offre les traces de la souffrance et de l'insomnie ; l'appétit est diminué ; la gaieté s'en va ; la peau devient chaude dans la soirée. — Des sangsues ont été conseillées par le médecin ordinaire : on m'amène la jeune malade afin d'éviter, s'il est possible, leur application.

Je prescris (12 mars 1856) *rhus toxic.*, 12° dil., 5 globul. dans 150 gr. d'eau, à prendre par cuillerées à bouche trois fois par jour et une ou deux fois la nuit. — Le commencement de la nuit qui suit les premières cuillerées est marqué par une notable aggravation des accidents ; mais une fois endormie vers minuit, l'enfant ne s'éveille qu'à huit heures, avec une toux un peu grasse et facile. La journée se passe bien, la soirée est calme, et la malade, après une ou deux faibles quintes, dort toute la nuit suivante jusqu'au matin. Ce n'est plus qu'une toux catarrhale qui cède à une dose de *hepar sulfuris.*

A ces observations de l'action du *rhus toxicod.*, il conviendrait d'en opposer d'autres où *nux vom., pulsat., bryon.* montrent leur efficacité dans des circonstances d'aggravation de la toux propre à ces médicaments. Je ne retrouve pas de notes pour démontrer l'efficacité de *nux vomica ;* mais tous les jours, surtout chez les enfants, on peut trouver l'occasion de constater la facilité avec laquelle ce médicament, lorsque les accidents les plus aigus ont cédé à l'aconit, enlève les *quintes de toux spasmodique qui se montrent le matin* et résistent avec une ténacité souvent désespérante à toute autre médication.

La *pulsatille* et la *bryone,* choisies surtout d'après l'indication que j'ai signalée, se sont montrées rapidement efficaces dans les deux cas suivants.

3ᵉ OBSERVATION.

BRONCHITE AIGUE, TOUX NOCTURNE AVEC VOMISSEMENT DES ALIMENTS. — L'enfant M..., âgé de deux ans et demi, demeurant rue des Quatre-Fils, n° 17, d'une constitution lymphatique, est affecté d'un rhume violent depuis trois mois environ ; ses parents, qui appartiennent au bureau de bienfaisance, ont eu la négligence d'attendre aussi longtemps sans chercher à arrêter cette toux opiniâtre. Elle vient par quintes ; ces quintes sont très-fréquentes, mais elles augmentent surtout la nuit en fréquence et en intensité, souvent alors aussi elles s'accompagnent de vomissements; dans le jour, et surtout au grand air, elles diminuent. Je constate un râle muqueux abondant dans toute la hauteur des deux poumons, et en même temps face pâle, yeux rouges, larmoyants, nez rempli de mucosités qui s'écoulent continuellement, et dont quelques-unes se concrètent et forment des croûtes; pouls fréquent avec chaleur à la peau, glandes au-dessous de la mâchoire. La nuit la fièvre est très-forte, la figure animée, il y a de l'agitation et de l'insomnie (25 mars, *pulsatilla, 5e dil.*, g. 1 dans 150 gr. d'eau, par cuillerées à bouche toutes les trois heures le jour et toutes les heures la nuit.

Dès la première nuit la fièvre est diminuée, le petit malade dort un peu, les quintes sont moins fréquentes et moins fortes : elles ne provoquent des vomissements que trois fois au lieu de dix à douze; la seconde nuit, un seul vomissement; la troisième, quelques glaires seulement; le 30 avril, je le trouve avec une physionomie toute différente : moins pâle, moins bouffie; les paupières ne sont presque plus rouges; les yeux et le nez sont à peu près secs : il n'y a pas de fièvre; la toux ne consiste plus qu'en très-légères quintes avec expectoration muqueuse; le sommeil est bon, l'enfant joue et rit, demande à manger; une seconde dose de *pulsatilla* ce jour-là et une de *sulfur*, 15e *dil.*, le 7 mai achèvent de dissiper la toux : on continue l'emploi de ce dernier médicament pendant quinze jours pour modifier la constitution éminemment lymphatique de l'enfant, et à la fin du mois il jouit d'une parfaite santé.

4ᶜ OBSERVATION.

BRONCHITE AIGUE, TOUX AVEC CRACHEMENT DE SANG ET VOMISSEMENT, SURTOUT LE JOUR, APRÈS LES REPAS. — Au moment où le petit malade dont je viens de raconter l'histoire était à peu près guéri, son père fut pris à son tour d'un rhume intense, mais qui offrait des caractères bien différents. Ici, plus de toux la nuit; cet homme dort au contraire fort bien, mais pendant le jour, surtout le matin et après chaque repas, il est pris de quintes extrêmement violentes et prolongées, pendant lesquelles sa figure devient d'un rouge violacé, et il paraît près de suffoquer; à la fin de ces quintes, il rend, le matin, des eaux d'un goût amer, et après le repas ses aliments, quelquefois aussi des caillots de sang. Appétit diminué, soif vive, pouls fréquent, chaleur à la peau. (28 mai, *bryon., 5e dil.*, goutte 1 dans 125 gr. d'eau, à prendre une cuillerée à bouche le matin et une demi-heure avant chaque repas.)

Dès le lendemain, amélioration notable, diminution des quintes et cessation des vomissements; le 4 juin, il ne tousse plus qu'une ou deux fois par jour par très-petites quintes, et seulement le matin. Une seconde dose de *bryone* est prescrite par précaution, et ce qui reste de toux s'éteint très-promptement.

Les trois observations qui suivent démontrent la merveilleuse efficacité du *rhus tox.* dans les conditions notées plus haut; seulement il ne s'agit plus de bronchites simples, mais de *bronchites avec suffocation*: dans le dernier cas même, il s'agit de véritables accès d'*asthme*.

5ᵉ OBSERVATION.

Madame M..., âgée de cinquante-deux ans, a cessé d'être menstruée il y a quatre ans, et est malade depuis la même époque. Sujette aux rhumes et à des douleurs rhumatoïdes vagues et passagères, qu'elle attribuait à des refroidissements répétés dans sa position de concierge, elle fut atteinte il y a quatre ans d'une névralgie sciatique extrêmement douloureuse du côté gauche : la violence de la douleur fut portée au point, dit-elle, qu'elle crut devenir folle; elle résista à de nombreuses applications de sangsues et de vésicatoires; ce n'est qu'après plusieurs mois d'atroces souffrances que le mal la quitta, et depuis cette époque elle éprouve :

Toux et oppression continuelles, qui s'aggravent chaque hiver, et acquièrent leur plus haut degré dans la soirée, et surtout dans la position couchée: aussi ne peut-elle rester dans son lit, sauf après minuit, qu'elle parvient à goûter une ou deux heures de sommeil; mais vers deux ou trois heures du matin elle est éveillée par le retour des accidents, et obligée de s'asseoir de nouveau dans son lit, et souvent de le quitter pour marcher et ouvrir la fenêtre. — La toux a lieu par quintes, s'accompagne d'étranglement au niveau du larynx, de râlement dans la poitrine avec suspension de la respiration.

Ajoutons : 1° que le temps sec suspend ou atténue beaucoup ces accidents, qui acquièrent leur maximum pendant que règne l'humidité; 2° que pendant tout l'été dernier elle a été atteinte de diarrhée, et que les symptômes pectoraux sont alors devenus bien plus supportables.

Depuis quelques jours, aux accidents énumérés plus haut se sont joints les suivants : pesanteur de tête, chaleur et engorgement des gencives, avec difficulté notable de la mastication, chaleur fébrile le soir, avec élévation du pouls, appétit médiocre, soif assez vive : une ou deux selles en diarrhée par jour. — Les chaleurs par bouffées à la face se renouvellent fréquemment.

Le 15 janvier 1856, je prescris : *rhus toxicodendron*, 5ᵉ dil., goutte 1 dans 125 gr. d'eau, à prendre par cuillerées toutes les quatre heures. — Le 18, elle vient m'annoncer qu'elle éprouve déjà une amélioration considérable sous tous les rapports : elle n'a plus eu de crise d'étouffement, a beaucoup moins toussé, et a mieux dormi, sans être forcée de quitter son lit; cette dernière nuit même elle ne s'est éveillée qu'une fois, ce qui ne lui était pas arrivé depuis plusieurs mois. Toux facile ; la douleur de la gorge et le feu à la poitrine ont disparu. Elle marche et monte les escaliers avec beaucoup plus de facilité. — L'appétit revient et les selles ont repris la consistance convenable. Je prescris le *sacch. lactis*, puis une nouvelle potion avec *rhus toxic.*, 30ᵉ dil., 4 glob. dans 125 gr. d'eau, une cuillerée matin et soir.

Forcé de faire une absence de cinq semaines, je revis la malade le 4 mars. Les accidents n'avaient pas reparu. Elle n'a plus ni toux ni oppression : son teint est clair, toutes les fonctions s'accomplissent régulièrement; elle me demande seulement un conseil pour des accidents dus à la ménopause, chaleur à la face, sueurs, menaces de lypothymie, pour lesquelles je prescris : *lycopod.*, 30ᵉ. Depuis cette époque, j'ai eu plusieurs fois des nouvelles de cette malade, et sa guérison s'est maintenue.

Dans un cas pareil, à ne consulter que l'ensemble des symptômes et eu égard à la nature des lésions qu'ils représentent, on pourrait songer à plusieurs médicaments autres que *rhus. t.* : ainsi, *sulfur, phosph., arsenic, pulsat.*, etc., pourraient paraître bien indiqués : les circonstances d'aggravation et de diminution des accidents m'ont fait donner *rhus* de prime abord et l'on voit comme le succès a promptement justifié le choix déterminé par cette précieuse indication.

C'est la même indication qui a dirigé ma conduite dans les deux observations qui suivent.

6ᵉ OBSERVATION.

M. V..., artiste peintre, âgé de cinquante ans environ, d'une constitution forte, d'un tempérament bilioso-nerveux, habitué à un régime de nourriture peut-être trop succulent, est sujet depuis plusieurs années à des bronchites qui s'accompagnent de symptômes asthmatiques. Dans l'intervalle de ces crises aiguës, M. V... demeure affecté de respiration assez courte, avec quintes de toux le matin, suivies d'expectoration. Les atteintes de bronchite aiguë succèdent toujours à un coryza qui se produit sous l'influence d'un léger refroidissement et qui s'arrête subitement : alors commence le soir, pour s'aggraver pendant la première moitié de la nuit, une dyspnée intense qui ne lui permet pas de rester couché, et s'il parvient à trouver dans son fauteuil un peu de sommeil, il est troublé par des rêves affreux. Alors la toux est rare, sèche, et a lieu par quintes. Ces accidents durent en général huit à douze jours; une saignée générale les atténue, mais sans les arrêter de suite.

Quand je suis appelé auprès du malade, le 11 décembre 1855, il est depuis la veille dans l'état que je viens de décrire, à la suite d'un coryza supprimé le matin; la nuit a été affreuse, la journée meilleure que la nuit; mais il est cinq heures du soir, et le malade s'aperçoit que les accidents commencent déjà à augmenter. La percussion de la poitrine donne une sonorité parfaite, l'auscultation fait saisir du ronchus sonore et du râle sibilant dans toute la hauteur de la poitrine des deux côtés. Il y a de légers frissons, le pouls est à 80, l'appétit est diminué, la langue blanche; constipation.

Je prescris : *aconit,* 6ᵉ, 2 glob. à prendre immédiatement dans une cuillerée d'eau, et *rhus toxic.,* 12ᵉ, 5 glob. dans 150 gr. d'eau, une cuillerée toutes les deux ou trois heures. Le lendemain 12, je trouve le malade enchanté; il a dormi toute la nuit d'un sommeil assez agité, mais il a dormi dans son lit : ce matin il a la respiration beaucoup plus libre. — Le malade achève de prendre la potion, et la nuit suivante il dort d'un sommeil plus calme; le lendemain le coryza reparaît, la toux est moins sèche, mais le malade a fait ce matin beaucoup d'efforts pour expectorer. Le bruit respiratoire est beaucoup moins couvert que la veille par le râle sonore et sibilant (*nux vom.,* 12ᵉ dil., 3 glob. dans 125 gr. d'eau, une cuillerée toutes les quatre heures). Le 16, très-bon état : toux rare, expectoration claire et facile, l'oppression très-modérée; il n'y a plus qu'un peu de râle sous-crépitant à la base du thorax; deux selles faciles ce matin, précédées de l'expulsion de beaucoup de gaz.

Trois semaines après, les mêmes causes ont ramené les mêmes effets : le *rhus* a enrayé avec la même rapidité les accidents asthmatiques, et la *nux vomica*, suivie de *sulfur*, a achevé la cure.

7° OBSERVATION.

ASTHME NOCTURNE AVEC BRONCHITE CHRONIQUE; INSUCCÈS DU SOUFRE ET DE L'ARSENIC; GUÉRISON AVEC LE RHUS TOXICODENDRON. — M. P..., âgé de 31 ans, cordonnier à Vierzon (Cher), d'une constitution faible, est malade depuis trois ans, qu'il a éprouvé pendant l'automne de 1849 un refroidissement, étant en sueur dans un lieu humide. Il se rappelle parfaitement qu'il a ressenti dans ce moment-là un sentiment de froid douloureux dans la poitrine. Quelques jours après survint une toux avec oppression, qui continua pendant tout l'hiver; l'été suivant, diminution de la toux, mais aggravation de l'étouffement, et, jusqu'au mois d'octobre dernier, l'un et l'autre symptômes ont persisté avec alternative d'augmentation et de diminution, malgré une série nombreuse de médications, parmi lesquelles je citerai le polygala, l'huile de foie de morue, les vésicatoires volants et à demeure, enfin les fumigations de belladone et de datura stramonium.

Depuis le mois d'octobre dernier, l'état du malade s'est beaucoup aggravé. Aussitôt qu'il est couché, m'écrit-il, sa poitrine s'emplit, siffle, le sang y bouillonne, son cœur bat, son angoisse est extrême : il craint de mourir. Il est obligé de se mettre sur son séant, et même de se lever et marcher; après quelques minutes la respiration reprend peu à peu sa régularité; il parvient à tousser, et cette toux continue pendant deux heures avec expectoration de mucosités claires et abondantes. Cette crise passée, il se recouche doucement et parvient ordinairement à s'endormir; mais la respiration demeure sifflante pendant son sommeil, et il est très-rare qu'il ne s'éveille pas vers trois ou quatre heures du matin avec un nouvel accès de toux et d'oppression. Après l'accès, le malade accuse de fortes douleurs dans les épaules.

En dehors des accidents bronchiques, la santé générale est bonne. Cet homme est sobre et rangé dans ses habitudes. Mais il faut noter que son père, mort peu de semaines avant, était asthmatique depuis longues années. — Ce malade n'étant pas sous mes yeux, je n'ai pu établir les signes physiques fournis par la percussion et l'auscultation, qui eussent été probablement ceux de l'emphysème.—Le sujet ne se plaint pas de battements de cœur.—Le temps humide est une circonstance d'aggravation pour son état·

Le 9 janvier 1852, je prescris : *arsenicum album*, 6 glob., 24ᵉ dil., dans 150 gr. d'eau, une cuillerée toutes les quatre heures. — Le 17, on m'annonce qu'il a eu deux nuits mauvaises : cette dernière bonne. Jusqu'au 12 février, la continuation de ce médicament ne produit pas de changement; les crises reviennent à intervalles de 24 , 48 , 72 heures au plus, quelquefois le soir, le plus souvent au commencement du sommeil et d'autres fois au réveil. — Le *sulfur* administré à la 24ᵉ et à la 12ᵉ dil. du 12 février au 10 mars produit un amendement plus marqué que l'arsenic; les crises sont moins fréquentes et moins fortes.

Enfin, considérant le moment de la plus grande fréquence des crises, l'influence de l'humidité, leur production, et me rappelant que le refroidissement par la pluie les a fait naître, je prescris : *rhus toxic.*, 6 glob., 12ᵉ dil., dans 150 gr. d'eau, à prendre par cuillerées à bouche le matin seulement et aussitôt après les crises. Le 5 avril, j'apprends que depuis vingt et un jours qu'il fait usage de la potion prescrite et une fois renouvelée, une cuillerée tous les matins, il n'a pas eu un seul accès ; il tousse à peine, et le sifflement bronchique a beaucoup diminué, même dans la position couchée. (*Sacch. lactis.*) Mais le 6 avril, s'étant mis en sueur pour rouler de la terre dans une brouette, il s'est refroidi en rentrant chez lui, a été pris de coryza, puis de bronchite avec dyspnée; le *rhus toxic.* est de nouveau administré dès le 12, et le 1ᵉʳ mai le malade m'écrit que les accidents ont promptement cédé aux premières cuillerées et qu'aucune crise n'a reparu. — On continue le médicament à intervalles éloignés ; deux globules par semaine; le 19 juillet seulement on m'annonce une légère attaque : il y avait quinze jours que toute médication avait été suspendue.

A cette époque j'ai vu le malade, chez lequel je n'ai constaté d'autres signes que ceux de l'emphysème pulmonaire; il n'y a ni l'altération du bruit respiratoire, qui dénote les tubercules, ni les signes d'affection cardiaque. Un long traitement eût dû être institué pour guérir complétement cette affection constitutionnelle, qui, dans la mauvaise saison, reparaît depuis cette époque avec des symptômes bien amoindris, mais que le *rhus toxic.* dissipe habituellement d'une manière assez prompte.

Les observations suivantes ont trait à des affections *rhumatismales* variées. Le *rhus toxicod.* tient encore ici le premier rang, ses caractères sont ceux qui m'ont le plus frappé et dont j'ai trouvé la plus fréquente application.

8e OBSERVATION.

RHUMATISME ARTICULAIRE SUBAIGU. — La domestique d'un de mes clients, âgée de vingt-deux ans, n'a jamais été menstruée; est-ce parce que, élevée dans une fabrique de sucre, où elle a travaillé dès son jeune âge, elle restait presque toute la journée dans l'eau jusqu'à la ceinture? Toutefois elle jouit habituellement d'une bonne santé. Il y a deux ans elle a ressenti quelques atteintes d'un rhumatisme subaigu, qui a reparu depuis quinze jours à la suite d'un refroidissement, avec un mal de gorge aujourd'hui dissipé.

La malade ne souffre que des articulations des membres inférieurs. Elle compare ses douleurs à celles d'une fracture ou d'une luxation lorsqu'elle fait un effort pour se lever de sa chaise, monter ou descendre l'escalier, et le soir quand elle est couchée. Reste-t-elle sur sa chaise ou marche-t-elle doucement, les douleurs aiguës font place à un simple engourdissement. Il existe de plus une sorte de brûlement avec douleur d'excoriation à la plante des pieds, insupportable pendant la nuit. Il n'y a d'enflure qu'autour des malléoles, qui sont sensibles à la pression, tandis que l'examen et la pression des hanches et des genoux ne dénotent rien de particulier, malgré l'acuité des douleurs qu'elle y ressent dans les circonstances que j'ai signalées.

Le sommeil est absolument empêché par les douleurs. Toutefois, la malade est sans fièvre ; son appétit est médiocre, mais assez soutenu : elle n'a pas cessé de vaquer à ses occupations les moins fatigantes.

Le 28 juillet 1852, je prescris *rhus toxic.*, 10e dil., 1 goutte dans 125 gr. d'eau, une cuillerée toutes les trois heures. Dès la nuit suivante, après avoir souffert d'une manière plus aiguë l'après-midi et le soir, la malade a dormi jusqu'au matin ; le lendemain, elle n'éprouve plus que de la roideur en se levant de son siége et en descendant l'escalier. (Continuer *rh. tox.*, une cuillerée matin et soir.) Le 31, elle ne se plaint que du brûlement de la plante des pieds, qui cède à *phosph. acid.* Le 3 août, je prescris *sépia* contre la roideur qu'elle ressent dans les mouvements des genoux. Le 7, elle est complétement guérie.

9e OBSERVATION.

RHUMATISME MUSCULAIRE. — M. M..., tailleur, âgé de 37 ans, d'une bonne santé habituelle et d'une constitution assez forte, souffre de douleurs dans la continuité du membre supérieur droit depuis près d'une année, surtout dans les temps pluvieux ; mais, il y a douze jours, ayant couché avec la fenêtre de sa chambre ouverte, pendant une nuit où la pluie vint à tomber, il éprouve depuis ce moment une notable aggravation dans ses souffrances : le paquet des muscles extenseurs, à l'avant-bras, est surtout le siége de douleurs tractives et lancinantes, avec un engourdissement qui se prolonge jusqu'à l'extrémité des doigts ; continuelles dans le jour, ces douleurs deviennent insupportables dès le soir, et surtout quand il est couché ; la moitié de la nuit, il est obligé de se lever et de se promener, ce qui adoucit ses douleurs, ainsi que l'enveloppement du bras avec du coton, malgré la chaleur de la saison. Cinq bains de vapeurs généraux et locaux n'ont amendé le mal que d'une manière fort peu sensible. Inutile de dire que le malade ne peut travailler. Du reste, il n'y a pas de fièvre, et l'appétit s'est conservé assez bon.

Le 3 août 1853, *rhus toxic.*, 5° dil., 1 goutte, est prescrit dans 125 gram. d'eau, une cuillerée toutes les quatre heures. Une seconde dose fut inutile : dès la première nuit, le malade trouve quelques heures de sommeil ; le troisième jour, il peut reprendre son travail ; il ne ressent plus que des douleurs légères auxquelles il est habitué depuis un an, et dont il refuse de se traiter.

En pareil cas ne pourrait-on comparer l'action du médicament, pour sa rapide efficacité, à celle du sulfate de quinine dans un cas de fièvre intermittente légitime ?

10° OBSERVATION.

ARTHRITE AIGUE DU GENOU. — L'un de nos plus spirituels écrivains et caricaturistes, âgé de trente-cinq ans environ, d'un tempérament lymphatique, habite un rez-de-chaussée humide. Depuis plusieurs mois, il ressent des douleurs vagues, passagères, dans diverses articulations des membres supérieurs et inférieurs. Mais, depuis six semaines, le genou droit est devenu le siége à peu près exclusif de l'affection. Il y a eu, à l'intérieur de la capsule synoviale, un épanchement de liquide, qui paraît avoir cédé à l'usage des onctions mercurielles ; mais le gonflement n'a que modérément diminué, et les douleurs ont acquis une plus grande acuité, que les moyens ordinaires, internes et externes, n'arrivent pas à calmer. Appelé auprès du malade, je constate l'état suivant :

1° L'articulation du genou droit est le siége d'un gonflement considérable, mou, avec empâtement des tissus extérieurs, surtout au niveau du ligament rotulien ; 2° si l'on fait mouvoir la rotule latéralement pendant l'extension du membre, on produit ce frottement dur et sec qui annonce que les surfaces internes sont le siége de rugosités, d'inégalités très-marquées ; 3° ce frottement, aussi bien que la pression, ne détermine aucune douleur ; mais le mouvement de l'articulation, et surtout son redressement quand la jambe est fléchie, s'accompagne d'élancements très-vifs ; 4° en outre, des douleurs se montrent spontanément après la marche, surtout le soir et la nuit, lancinantes et comme à la surface des os, au point que depuis plusieurs nuits il n'a pu trouver de sommeil ; 5° la nuit, il ressent aussi des douleurs, mais moins vives et mobiles, dans diverses articulations ; 6° enfin, à cet état local ajoutons une fréquence habituelle du pouls, qui augmente le soir et s'accompagne de frissons d'abord, puis de sueurs la nuit, inappétence, soif et bouche pâteuse, enduit jaune de la langue, teinte jaune et blafarde de la peau.

Le 7 novembre 1855, je prescris *rhus toxic.*, 4 gouttes, 12ᵉ dil., dans 125 grammes d'eau, une cuillerée toutes les quatre heures le jour, toutes les trois heures la nuit. Le surlendemain, il m'annonce que les douleurs ont diminué d'une manière sensible pendant la première nuit, et que dans cette seconde nuit elles ont été à peu près nulles (achever *rhus*, une cuillerée le soir : le matin, *sulfur* 4/24 dans 125 gram. d'eau, une cuillerée). La seconde nuit, après ma visite, retour des douleurs et de la fièvre. (cesser *sulfur* et reprendre *rhus toxic.* à doses plus rapprochées.) A partir du 12, les nuits sont bonnes ; le gonflement du genou a diminué ; le frottement latéral de la rotule annonce que les inégalités articulaires s'effacent ; la fièvre disparaît, l'appétit revient et le visage est meilleur (*china*, 3ᵉ dil., goutte 1, le 13). Le 15, état général bon ; le malade n'accuse plus de douleur que dans le mouvement d'extension du membre ; il se plaint d'une grande pesanteur de la jambe (*ledum palustre*). Le 17, le frottement des surfaces ne fait plus sentir de rugosités, tout va bien. (*ledum*, *rhododendron* et *causticum* sont successivement employés pour combattre le reste de l'affection locale : la roideur consécutive cède à des douches de vapeur.

Dans ce cas intéressant il est certain que, sans la circonstance d'aggravation nocturne, j'aurais plutôt, en raison de la localisation du mal et de lésions matérielles qui existaient déjà, songé à d'autres médicaments qui me paraissaient d'abord mieux indiqués ; mais la première épreuve du médicament et la contre-épreuve défavorable par *sulfur* ont justifié la haute importance de l'indication pratique qui a déterminé mon choix.

Dans l'observation qui va suivre, la *noix vomique* a été prescrite contre des douleurs rhumatismales chroniques avec aggravation matutinale : on va voir combien le succès a été prompt et complet.

11ᵉ OBSERVATION.

M. C..., passementier, âgé de trente ans environ, souffre d'une ophthalmie double et de douleurs dans les membres, depuis neuf ans qu'il a habité une maison nouvellement construite. Les douleurs consistent dans une roideur tractive qui occupe les diverses articulations et se montre principalement le matin, au réveil ; cette roideur gêne beaucoup les premiers mouvements qu'il exécute pour se retourner dans son lit, pour en descendre, pour se lever de son siége et faire les premiers pas ; il lui est également difficile de monter et de descendre l'escalier, il saute alors plutôt qu'il ne marche. Les articulations des doigts sont, le matin aussi, le siége d'une légère enflure et sensibles au toucher. L'humidité aggrave également ces douleurs.

Quant à l'ophthalmie, elle consiste dans une injection partielle occupant les angles des yeux, tantôt de l'un, tantôt de l'autre, tantôt les deux à la fois, s'accompagnant de larmoiement, surtout à l'air humide et froid, et quand la lumière est vive. Du reste la vue est bonne. J'en dirai autant de l'état général du sujet, dont la constitution ne porte pas le cachet de la force. Il n'a jamais eu d'affection de la peau ni éprouvé de maladies graves.

Le 17 août 1850, je prescris *nux vom.*, 10ᵉ dil., 1 goutte dans 125 gr. d'eau, à prendre en trois fois, le soir, et de deux en deux jours. Le 7 septembre, le malade m'annonce qu'il a éprouvé un mieux sensible, mais que depuis quelques jours il les sent revenir : il y a douze jours qu'il a cessé la médication. (*Nux vom.*, 15ᵉ dil., 1 goutte dans 125 gram. d'eau, en trois fois de deux en deux jours.) Le 18, il n'y a presque plus de douleurs ; la rougeur des yeux n'existe plus aux angles, mais autour de la cornée et par plaques isolées. (*Nux vom.*, 15ᵉ dil., goutte 1, en trois fois, de trois en trois jours.) Première visite, il ne souffre plus ; le matin, les jointures des membres sont aussi libres que dans la journée ; celles des doigts elles-mêmes sont dans l'état normal. Mais l'état des yeux n'est pas modifié.

(*Pulsatilla*, 5ᵉ dil., goutte 1, dans 125 grammes d'eau, une cuillerée matin et soir.) Je ne vois plus le malade qu'au mois de juin suivant, où il m'annonce que les ophthalmies ne se sont pas montrées depuis la prise du dernier médicament, non plus que les douleurs, et ce, malgré la rigueur de l'hiver.

Il y a un an environ, j'ai été appelé encore à donner des soins à M. C..., pour une autre affection. La guérison des douleurs rhumatoïdes ne s'était pas démentie.

Dans le cas qui va suivre l'apparition des douleurs et du gonflement articulaire sous l'influence de la marche et de la station debout a déterminé mon choix pour *causticum*.

12ᵉ OBSERVATION.

RHUMATISME CHRONIQUE. — M. M..., âgé de trente-sept ans, ouvrier chapelier, passage des Singes, a été atteint de rhumatisme aigu pour la première fois il y a cinq ans, une seconde fois il y a deux ans et demi, et une troisième il y a quinze mois; mais, dans l'intervalle de ces attaques, et depuis la dernière surtout, il n'a pas cessé d'éprouver quelques douleurs plus ou moins marquées. Durant le cours d'une aussi longue maladie, il a dépensé quelques mille francs qu'il possédait, et il est actuellement au bureau de bienfaisance. Il a consulté en ville un grand nombre de médecins, et, depuis sa dernière attaque, il a parcouru plusieurs services de divers hôpitaux sans éprouver de soulagement pour l'affection chronique qu'il conserve. Les douleurs n'existent plus qu'aux articulations du cou-de-pied; nulles quand il prend du repos, elles se déclarent lorsqu'il marche, mais elles atteignent leur maximum quand il reste quelques heures debout; or, c'est précisément cette dernière position que sa profession exige; alors au bout de deux ou trois heures, ses cous-de-pieds enflent, deviennent le siége d'élancements; il est obligé d'abandonner son travail et de prendre le lit; du reste, bon état des fonctions organiques.

Du 22 mai 1850 au 1ᵉʳ juin suivant, je prescris successivement *bry.*, *viol. odor.*, *rh. tox.* sans obtenir le moindre changement dans son état; le 1ᵉʳ, j'ordonne *caustic.*, 15ᵉ dil., goutte 1 dans 100 gram. d'eau à prendre en trois jours. Le 4, le malade voit avec le plus grand étonnement qu'il travaille depuis plusieurs heures sans être fatigué, et il peut rester ainsi toute sa journée; c'est la première fois qu'un pareil bonheur lui arrive.

Le 5, il vient m'annoncer ce résultat et me remercier ; depuis ce moment jusqu'à la fin du mois, je lui fais continuer le même médicament à doses fractionnées et éloignées, et la même amélioration se maintient.

Je sais que la guérison s'est maintenue quelques mois encore ; mais je dois déclarer que j'ai ensuite perdu de vue ce malade, ayant quitté le service du bureau de bienfaisance avec le quartier ; je ne saurais donc dire si la guérison a été définitive : la première et rapide action du médicament n'en est pas moins importante à noter.

Je vais passer à l'exposé de quelques cas de *névralgie* qui, par le caractère de rémittence qui leur est propre, doivent venir plus facilement à l'appui de ma thèse. Je donnerai encore ici les honneurs du premier rang à *rhus toxicodendron*, des heureux effets duquel je signalerai d'abord deux observations dans la *névralgie sciatique*.

13ᵉ OBSERVATION.

NÉVRALGIE SCIATIQUE. — M. C....., opticien, âgé de cinquante ans environ, a éprouvé souvent depuis deux ans des douleurs le long du nerf sciatique du côté gauche. Depuis trois semaines ces douleurs ont acquis une intensité considérable, et ce redoublement, il l'explique par la gêne qu'il a éprouvée et les efforts qu'il a dû faire à cette époque pour soutenir sur ses genoux sa fille (âgée de plus de vingt ans), dans une voiture trop étroite pour permettre à tous ceux qu'elle contenait d'être assis sur les siéges.

Les douleurs que M. C..... éprouve sont vives et continuelles, mais elles deviennent insupportables la nuit, couché, et quand il se repose après avoir fatigué le membre par un effort quelconque ; elles se calment par la marche, ainsi que par de fortes frictions et par la chaleur du poêle. Ces douleurs occupent toute la longueur du nerf sciatique gauche, elles sont crampoïdes, et s'accompagnent de rétraction des muscles et tendons, au point qu'il a le matin de la peine à allonger le membre. L'état général est très-bon.

Le 7 février 1853, je prescris *rhus toxic.*, 5ᵉ dil., goutte 1 dans 150 gr. d'eau, à prendre par cuillerées à bouche toutes les trois heures. Le lendemain, au lever, la roideur du membre est moins marquée ; dans la journée, le début de la marche est plus facile, et celle-ci n'est plus suivie que d'un léger redoublement des douleurs ; la nuit suivante, le malade retrouve le sommeil, qu'il avait perdu depuis trois semaines; le troisième jour, à la fin de sa potion, il se trouvait complétement guéri. Je n'ai rien eu de plus à lui prescrire, et depuis cette époque il n'a plus ressenti de douleurs sciatiques.

14ᵉ OBSERVATION.

NÉVRALGIE SCIATIQUE. — Un de nos confrères, qui n'exerce plus notre art, M. P..., a déjà eu, il y a plusieurs années, une névralgie des nerfs sacrés du côté gauche, laquelle a été considérée par plusieurs célébrités médicales comme une affection de la moelle, et a cédé complétement à un traitement méthodique par l'hydrothérapie, après trois ans de durée. Deux fois, en trois semaines, il a exécuté une marche forcée, et voilà cinq jours qu'il souffre de plus en plus d'une douleur dans toute la longueur du nerf sciatique gauche. La douleur est profonde, pongitive et s'accompagne d'un engourdissement considérable. Quand il commence à remuer, immédiatement les membres deviennent le siége de contractions spasmodiques, comme s'ils étaient soumis à l'action du galvanisme. Cependant il ne peut garder la position couchée, car aussitôt la douleur redouble, le talon surtout devient le siége de sensations insupportables; en même temps il lui semble que tout le membre est augmenté de volume. Le contact est douloureux. Le froid est une cause d'aggravation, et l'enveloppement avec la flanelle le soulage beaucoup.

Témoin de l'arrêt rapide, chez une dame de ses parentes, de vomissements pendant la grossesse, M. P..... se décide à venir me demander avis : je lui prescris (18 juin 1854) *rhus toxic.*, 5ᵉ dil., goutte 1 dans 150 grammes d'eau, à prendre par cuillerées le matin, le soir et la nuit. Dès le lendemain il éprouve de l'amélioration ; la nuit suivante il dort un peu ; le troisième jour il se déclare guéri. Il est resté depuis cette circonstance fervent ami et propagateur de la nouvelle méthode thérapeutique.

15ᵉ OBSERVATION.

NÉVRALGIE DE LA RÉGION CERVICALE. — Madame B..., sage-femme, à qui je donnais des soins pour une phthisie laryngée, fut prise, le 14 décembre 1855, de douleurs à la nuque ; modérées pendant le jour, elles s'exaspèrent tous les soirs, et surtout dès qu'elle met la tête sur l'oreiller ; elles deviennent alors tiraillantes, lancinantes, constrictives, s'étendent jusqu'au cou et aux épaules ; la tête devient très-sensible, la malade croit qu'elle va éclater ; en même temps ses dents claquent, elle est en proie à un désespoir tel qu'elle quitte son lit et demande la mort. Ces douleurs se sont développées sous l'influence d'un courant d'air froid, arrivant précisément sur la nuque de la malade par un trou situé dans la cloison au niveau de la tête du lit.

Le 18 décembre, je prescris *rhus toxic.*, 6 glob., 200ᵉ dil., dans 125 gr. d'eau, une cuillerée le matin, le soir et la nuit. Les deux premières heures de la nuit suivante, les douleurs sont encore plus aiguës qu'à l'ordinaire, mais la malade trouve le sommeil vers minuit et non à six heures du matin ; la nuit suivante, elle ne souffre qu'une heure, et la troisième nuit, une demi-heure seulement ; dans le jour, elle ne ressent que de la roideur. Une seconde potion avec *rhus* 100ᵉ amène guérison complète. Une seconde crise survenue trois semaines après, sous l'influence d'un nouveau refroidissement, cède au même médicament avec la même facilité.

Dans ce cas j'étais tellement certain de la parfaite appropriation du remède, que j'ai tenté l'emploi des hautes dilutions dont j'avais, du reste, déjà fait l'expérience; on voit que leur succès a égalé celui des dilutions basses, malgré l'acuité du mal.

Nux vomica réussit parfaitement dans les cas analogues aux précédents lorsque la douleur se montre surtout le *matin*. Déjà, dans *l'Art médical*, mon collègue Jousset a publié deux remarquables observations de névralgie matutinale guérie par ce médicament; la disparition du mal a été en quelque sorte instantanée dans le cas suivant.

16ᵉ OBSERVATION.

ODONTALGIE ET NÉVRALGIE FACIALE RÉMITTENTE. — Madame H..., boulangère, d'une forte constitution, bien réglée et jouissant d'une très-bonne santé, a éprouvé il y a six jours un refroidissement par suite d'une exposition prolongée à l'action d'un vent coulis provenant d'une porte entr'ouverte ; depuis ce moment elle souffre de tout le côté droit de la tête ; les douleurs, tiraillantes et lancinantes, ont leur siége principal dans les dents molaires ; de là elles s'étendent aux autres dents et s'irradient dans tout le côté droit de la tête, et jusque dans l'oreille du même côté. Cette douleur s'exaspère par l'air froid, surtout quand elle l'aspire, et elle a son summum d'intensité le matin au réveil et jusqu'à midi ; elle diminue le reste de la journée et n'empêche pas le sommeil de la nuit.

Je pose sur la langue de la malade 3 glob. *nux vomica*, 24ᵉ dil. ; c'était le 4 décembre 1850, à quatre heures du soir ; et je prescris une potion avec le même médicament, à commencer le lendemain matin. Mais le lendemain la malade s'éveille ne souffrant plus, elle vient me l'annoncer dans la journée, et je lui conseille d'attendre : la douleur n'a plus reparu.

Je demande la permission de parler encore une fois du *rhus toxicod.*, à propos d'une affection qui, dépourvue de danger, s'accompagne de douleurs aiguës, et l'on peut dire d'une véritable névralgie qui, par sa ténacité, fait souvent le désespoir du malade et du médecin.

17ᵉ OBSERVATION.

HERPÈS ZONA. — Mademoiselle L...., âgée de six ans, demeurant rue Saint-Denis, porte depuis quatre jours sur la peau de la région lombaire et de la cuisse du côté gauche des plaques rouges de la dimension d'un centime, couvertes de vésicules du volume d'un petit pois ou d'une grosse tête d'épingle ; ces plaques sont le siége d'une sensation de brûlure qui la gêne pour marcher dans le jour, mais qui augmente surtout la nuit, diminue et agite beaucoup le sommeil. Il y a un peu de malaise général avec diminution de l'appétit. Une potion de 125 gr. contenant *rhus toxic.*, 5ᵉ dil., 1 gtt., est administrée par cuillerée à bouche toutes les deux heures à partir du soir. Dans la nuit où elle prend le médicament, l'agitation du sommeil paraît augmentée (aggravation médicamenteuse momentanée) ; mais à partir *du lendemain matin* (6 juillet 1850) la douleur et la rougeur diminuent notablement, l'appétit revient, la marche est facile et *le sommeil très-bon dès la nuit suivante.* Quant aux vésicules, elles traversent leurs phases ordinaires et durent encore dix à douze jours.

Je dois avouer que je n'ai pas été toujours aussi heureux et que, dans deux autres cas, *rhus,* qui paraissait bien indiqué, n'a eu qu'une action palliative : *arsenic* et *sepia* ont amené une guérison solide ; ces deux médicaments ont du reste aussi dans leurs symptômes l'aggravation nocturne.

L'*arsenic*, ce grand médicament que la méthode de Hahnemann permet seule d'employer avec sécurité dans le grand
nombre des cas où il est indiqué, l'arsenic, dis-je, se montre
souverain dans les diarrhées, avec ou sans douleurs abdominales, qui s'aggravent régulièrement la nuit après minuit et
après les repas : ajoutons que l'indication est encore plus ca-
ractéristique lorsque l'évacuation s'accompagne d'un affaiblissement qui n'est pas en rapport avec elle.

18ᵉ OBSERVATION.

LIENTERIE. — La jeune D..., âgée de trente-deux mois, d'un tempérament lymphatique et d'une constitution faible, a la diarrhée depuis trois
semaines. Les selles ont lieu principalement la nuit, et le matin aussitôt
après que l'enfant a pris quelque nourriture ; mais depuis dix jours les accidents se sont singulièrement aggravés : les selles nocturnes ressemblent
à du café au lait, sont très-fétides, et on y retrouve la trace des rares aliments que l'enfant a pris. Souvent aussi ces aliments sont vomis peu de
temps après leur ingestion dans l'estomac. Ajoutons que le pouls est à 120,
la peau sèche et brûlante avec sueur à la tête.

Le 7 janvier 1856, je prescris *arsenic. alb.* 2 glob., 12ᵉ dil., dans 100 gr.
d'eau à prendre par cuillerées à café quatre fois par jour. — Dès la première cuillerée, les vomissements et les selles sont arrêtés ; le lendemain
soir seulement, 8, il y a une selle grisâtre ; le 9, pas une seule évacuation ;
le 10 au matin, une autre, mais non fétide comme les précédentes. Après
chaque cuillerée, dit la mère, l'enfant a trouvé un sommeil très-calme. —
(Continuer trois cuillerées à café par jour). Du 10 au 13, deux selles par
jour, mais féculentes et sans traces d'aliments, quoiqu'on ait imprudem-
ment donné à l'enfant des pommes de terre. Le 14, une selle ferme et à
peu près normale. — Une toux, qui se montre surtout la nuit et s'accompagne quelquefois de vomissements glaireux, réclame *ipeca.* et ensuite *hepar sulfur.* La régularité des selles demeure rétablie.

19ᵉ OBSERVATION.

DIARRHÉE CHRONIQUE. — M. C....., âgé de cinquante-huit ans, mar-
chand de bois, est affecté depuis trois mois d'une diarrhée qui n'a cessé de

se montrer qu'un petit nombre de jours et à de rares intervalles ; généralement il a trois ou quatre selles par jour, et elles ont lieu toujours vers trois heures du matin et après les repas. Les douleurs abdominales, généralement sourdes, deviennent quelquefois assez aiguës pour déterminer une rétraction des testicules. — Les matières sont brunâtres, féculentes ; leur odeur est très-fétide, elles déterminent au passage un sentiment de cuisson très-prononcé. Ce dérangement de l'intestin a rappelé en même temps une ancienne dyspepsie caractérisée par de la pesanteur et par un gonflement de la région de l'estomac, avec renvois nombreux et difficiles à rendre. Il faut ajouter : physionomie fatiguée, teint jaunâtre, amaigrissement notable malgré la conservation d'un appétit modéré.

C'était le 7 avril 1854, le choléra faisait à Paris quelques victimes. Je prescris *arsenicum album*, 30° dilut., gtt. 2 dans 180 gr. d'eau, une cuillerée matin et soir. Les deux premiers jours, selles un peu plus copieuses et fréquentes ; mais les jours suivants elles deviennent de plus en plus rares et mieux formées, le feu de l'anus disparaît, et les digestions sont infiniment meilleures. (Le 17, *arsenic. alb.*, 30°, 4 glob. dans 75 gr. d'eau, une cuillerée le matin seulement). Dès le 19, l'état normal est complétement rétabli.

Dans l'observation qu'on va lire existent plusieurs circonstances remarquables à noter : l'ancienneté de la diarrhée, sa singulière intermittence dominicale, l'état mélancolique dont elle est toujours accompagnée, et plusieurs autres que l'on trouvera dans les détails du fait. Ces circonstances diverses devaient d'autant mieux fixer mon choix sur l'*arsenic*. Cependant, entraîné par des considérations secondaires et mal dirigé par mes indications, je n'ai eu recours à ce médicament qu'après insuccès de plusieurs autres. Peut-être que la publicité donnée à la faute que j'ai commise en évitera une semblable aux lecteurs de cette observation.

20° OBSERVATION.

DIARRHÉE [CHRONIQUE, PÉRIODIQUE ET INTERMITTENTE, AVEC MÉLANCOLIE. — M. C....., imprimeur, âgé de vingt-cinq ans, est affecté depuis cinq ou six années d'une diarrhée périodique ; les crises durent d'un jour à un mois, le plus ordinairement de cinq à quinze jours. Alors il a de deux à quatre selles dans les vingt-quatre heures, qui se montrent constamment de quatre à cinq heures du matin et une heure environ après le repas du soir. Selles molles et très-fétides , mais sans glaires ni sang ; le malade ne souffre pas de coliques, mais il est tourmenté par d'abondantes flatuosités. — Pendant toute la durée des crises , le malade éprouve une grande faiblesse physique ; mais de plus il reste plongé dans une profonde tristesse, il ne veut pas sortir, mange à peine et refuse toute visite. — Ajoutons que le dimanche est toujours marqué soit par une augmentation des accidents quand la crise existe, soit par l'existence d'une ou deux selles molles et l'apparition passagère de la mélancolie en dehors de toute crise, tandis que la veille et le lendemain il se trouve dans l'état normal. Depuis plusieurs années il n'a pas été un seul dimanche bien portant, quelque changement qui se soit opéré (et il s'en est opéré beaucoup) dans sa position physique et morale. Aucune circonstance ne peut motiver cette singulière aggravation.

Ce jeune homme , d'une assez bonne apparence de santé, est doué d'un tempérament bilioso-nerveux : il mange peu, boit beaucoup, mais vit sobrement. Enfant, il a été longtemps tourmenté par des ascarides ; il souffre quelquefois d'hémorrhoïdes , et sa mère en a toujours été affectée ; il a aussi reçu de son père une disposition constitutionnelle aux aphthes de la bouche, qui reviennent très-souvent ; enfin il a perdu presque tous ses cheveux sous l'influence d'un pityriasis abondant du cuir chevelu.

Du 25 décembre 1852 au 9 avril 1856 , je prescris successivement *sulfuris acid.*, *mercur.*, *phosph.*, *china*, sans autre résultat qu'une certaine aggravation des accidents. Le 9 avril 1853 , je prescris *met. alb.* 6 glob. , 2500e dilut., dans *sacchar. lact.* q. s. pour 4 paquets à prendre un paquet tous les trois jours seulement. C'était le lundi : le dimanche suivant, pour la première fois depuis plusieurs années, le malade se trouve très-bien (prendre le dernier paquet en deux prises dans la semaine suivante). Le lundi 25 , il vient m'annoncer qu'il a été très-bien, même la veille (suspendre.) — Malheureusement, quelques jours après le malade vint me trouver avec deux chancres : je dus m'occuper de leur traitement, et pendant les semaines qui suivirent la diarrhée reparut par intervalles , mais sans régularité , modérée et sans mélancolie : l'habitude dominicale était et est restée brisée. — Le 23 mai je revins à *metall. alb.* 2 glob. , 24e dilut., dans 123 gr. d'eau, une cuillerée tous les soirs : le 31, très-bon état (suspendre.) Un mois après, le 3 juillet, il m'annonce que depuis dix jours il a eu quelques évacuations molles, toujours le matin ou le soir, mais sans mélancolie, et tout autre jour que le dimanche (*metall. alb.*, 2500° dil., 4 glob., 2 par semaine.)

Depuis cette époque (il y a trois ans), je n'ai point perdu de vue le malade : il est resté sujet aux aphthes ; il a éprouvé encore à des intervalles éloignés des retours de diarrhée, mais ils sont presque toujours liés à l'apparition d'hémorrhoïdes, durent fort peu de temps, ne s'accompagnent plus de cet affaiblissement physique et de cette torpeur morale qui accompagnaient les crises combattues par l'arsenic.

Pour terminer ce travail, je donnerai une observation d'*épilepsie* guérie par *silicea* : la conformité de l'ensemble des symptômes était portée au point que, de même que les effets déterminés par cette substance, les accès épileptiques se montraient *beaucoup plus fréquents et plus graves à l'époque de la nouvelle lune.* Les guérisons d'épileptiques sont assez rares pour que cette observation m'ait paru digne d'être notée ici.

21ᵉ OBSERVATION.

Jeanne Chev...., âgée de huit ans, demeurant à Vierzon (Cher), jouissant habituellement d'une bonne santé, a toujours été fort craintive et impressionnable ; ainsi, forcée par sa mère de garder les bestiaux, elle a toujours eu peur en les approchant. Il y a huit mois que, sans cause connue, a éclaté la première attaque, puis cette attaque s'est renouvelée tous les mois, ensuite toutes les deux ou trois semaines ; mais voici maintenant cinq mois qu'elle en éprouve chaque jour, et depuis deux mois il y en a le plus souvent plusieurs dans la même journée. Actuellement, l'enfant tombe au moins trois fois le jour et deux fois la nuit ; à l'époque de la nouvelle lune, les crises sont plus fortes, plus fréquentes, durent plus longtemps et s'accompagnent d'écume à la bouche ; elles sont aussi plus fortes la nuit que le jour.

L'enfant perd subitement connaissance, tombe et est agitée de mouvements tétaniques ; les poings sont fermés avec flexion des pouces en dedans, distorsion des yeux, écume à la bouche. Après l'accès, qui dure deux ou trois minutes, l'enfant s'agite, paraît égarée, délire, crie et veut courir ; elle se plaint aussi de la tête et des membres ; puis elle tombe dans un profond sommeil qui dure une ou deux heures.

Le 11 juin 1854, je prescris *silicea* 3/24 en deux paquets, à prendre l'un le jour même et l'autre huit jours après. Le 28, les accès sont aussi forts, mais moins fréquents, deux au lieu de quatre par jour (*opium*, 5ᵉ, goutte 1, dans 150 grammes d'eau, deux cuillerées par jour). Le 13 juillet, on m'annonce que l'enfant n'a eu qu'un seul accès, le 1ᵉʳ et le 2 courant, mais que depuis lors elle n'est plus tombée (*sulfur.* 2/24 dans 125 gr. d'eau, une cuillerée par jour). 7 août, pas d'attaque ; *calcarea*, 2/24 dans 125 grammes d'eau.

J'ai su au mois d'avril dernier que, depuis deux ans, cette guérison si promptement obtenue ne s'était pas démentie. Si la maladie doit se reproduire, comme on peut encore le craindre, au moins doit-on reconnaître que la suspension des accidents a immédiatement suivi la prise des remèdes, et qu'elle s'est prolongée un temps suffisant pour démontrer la puissance de leur action.

Je termine ce petit travail en répétant à mes confrères ce conseil qui est sa conclusion naturelle et qui lui donne le peu de valeur qu'il peut offrir :

Il est d'une haute importance, en médecine pratique, de tenir le plus grand compte, pour le choix du médicament, du rhythme particulier d'après lequel se manifestent les symptômes dans le cours des maladies.